NOTIONS GÉNÉRALES

SUR

L'HYGIÈNE DE L'OREILLE

CONFÉRENCE FAITE A LA SOCIÉTÉ D'AGRICULTURE, SCIENCES ET ARTS
DE LA SARTHE

LE 13 FÉVRIER 1889

Par le Dr HAMON du FOUGERAY (DU MANS)

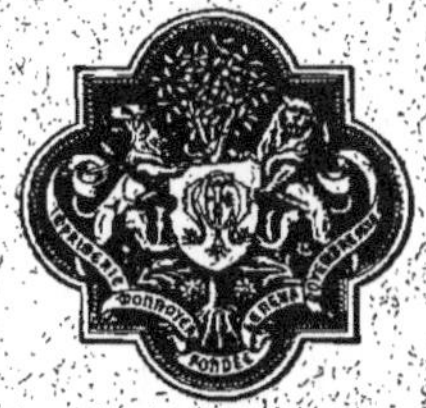

LE MANS

IMPRIMERIE EDMOND MONNOYER, PLACE DES JACOBINS

—

1889

NOTIONS GÉNÉRALES

SUR L'HYGIÈNE DE L'OREILLE

NOTIONS GÉNÉRALES

SUR

L'HYGIENE DE L'OREILLE

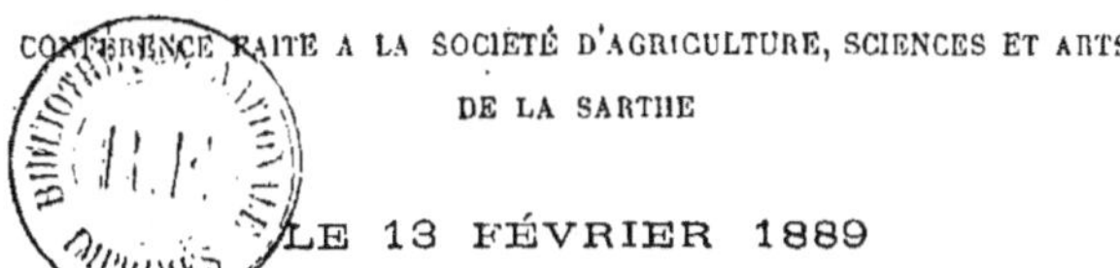

CONFÉRENCE FAITE A LA SOCIÉTÉ D'AGRICULTURE, SCIENCES ET ARTS

DE LA SARTHE

LE 13 FÉVRIER 1889

Par le Dr HAMON du FOUGERAY (DU MANS)

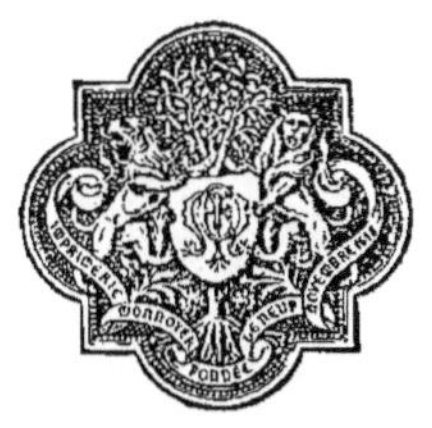

LE MANS

IMPRIMERIE EDMOND MONNOYER, PLACE DES JACOBINS

—

1889

NOTIONS GÉNÉRALES

SUR

L'HYGIÈNE DE L'OREILLE

MESSIEURS,

Loin de moi la pensée de vous présenter un traité d'hygiène de l'appareil de l'audition complet. Ce que j'ai entrepris est plus modeste. Mon but est d'attirer votre attention sur un chapitre d'hygiène peu connu, même des médecins et à plus forte raison du public. Peu de travaux ont été publiés sur ce sujet, tant en France qu'à l'étranger (1).

Si parmi les organes des sens, l'œil et le larynx ont donné lieu à des études spéciales très remarquables et nombreuses, il en est tout autrement pour l'organe de l'ouïe.

L'étude même des affections auriculaires n'est point née chez nous. Elle a débuté à l'étranger et particulièrement en Allemagne.

Est-ce une raison pour que nous la méprisions, comme on a eu une certaine tendance à le faire? Je ne le crois pas. Quelle que soit la source d'où nous vienne le progrès, je pense qu'il faut l'accepter sans arrière-pensée et sans parti pris.

---

(1) Le Dʳ Cozzolino (de Naples), dans un travail paru dans *il Morgagni* (avril 1888), a traité ce même sujet. Son étude, un peu différente de la mienne, arrive, je suis heureux de le dire, aux mêmes conclusions. J'ajouterai que je n'ai eu connaissance du travail de Cozzolino que lorsque le mien était déjà achevé.

Quoi qu'il en soit, il y a à peine vingt ans que les études otologiques ont pris un certain développement en France.

Aujourd'hui un nombre encore peu considérable de médecins s'occupent de cette intéressante question, mais c'est avec plaisir que je puis vous signaler chez nous une certaine tendance, qui tend à s'accentuer et qui porte les esprits vers l'otologie.

Il faut toujours, cependant, avoir présentes à la mémoire les paroles de M. le professeur Duplay. Voici ce que cet éminent chirurgien écrivait en 1873 :

« Déjà les plus importants des travaux étrangers commencent à être connus en France, et j'ai fait tous mes efforts pour les vulgariser parmi nous, dans l'espoir d'éveiller l'intérêt et de provoquer des recherches. Il est temps en effet de voir cesser cette sorte d'indifférence que l'on professait autrefois pour les études otologiques, et les maladies de l'oreille doivent être, de la part d'un chirurgien instruit, l'objet d'une attention aussi sérieuse que les maladies de tout autre organe.»

Et mon savant maître, le Dr Calmettes, termine ainsi son introduction à la traduction du traité d'Urbantschitsch, qu'il a eu l'heureuse inspiration de nous donner :

« Espérons que le succès du traité d'Urbantschitsch sera aussi grand en France qu'à l'étranger, et qu'il contribuera à développer chez nous le goût des études otologiques, qui sont encore, il faut bien le dire, presque aussi négligées en 1881 qu'en 1873. »

Nous sommes en 1889, et le progrès est encore loin de ce qu'il devrait être.

Il importe donc que vous soyiez prévenus que, loin de penser comme autrefois que la surdité est une de ces infirmités au-dessus des ressources de l'art, il en est tout autrement. Les cas de guérisons sont assez fréquents, très fréquents même, lorsque l'affection est prise à temps, et l'on peut dire que l'on guérit aussi facilement les affections de l'oreille que les maladies des yeux. Il y a loin, vous le voyez, de l'état actuel à ce fatalisme trop longtemps accrédité dans le public ordinaire et médical, et qui se traduisait ainsi : « Vous êtes sourd, c'est bien triste, mais continuez.»

II

La première question qui doit nous intéresser dans cette étude, est celle-ci : les cas de surdité sont-ils fréquents ?

Cette question est encore difficile à résoudre, malgré les nombreux travaux que nous possédons à ce sujet. Ainsi Burkner, dans un résumé des statistiques des maladies de l'oreille, récemment publié, énumère vingt-cinq auteurs qui ont communiqué les résultats de leur pratique. (Beitrage zur Statistik der Ohrenkrankheiten. — Arch. f. Ohrenkeild. Bd XX, p. 82.)

Ces travaux peuvent nous donner des informations sur la fréquence relative des différentes formes des affections auriculaires, sur leur prédominance aux différents âges et dans les deux sexes, sur l'influence des saisons, etc..., mais ils ne donnent pas la solution du problème à savoir leur fréquence dans la population totale.

Troltsch, il y a vingt ans, estimait qu'entre vingt ans et cinquante ans, une personne sur trois n'avait pas l'ouïe normale. C'est du reste ce qui concorde à peu près avec l'expérience de tous les otologistes.

En 1885, le docteur F. Bezold, de Munich, a publié dans les *Archives d'otologie*, une étude fort intéressante, intitulée *Examen de l'organe auditif chez les écoliers.*

Il est un fait, parfaitement reconnu aujourd'hui, qu'un grand nombre des maladies de l'oreille que l'on rencontre chez l'adulte, ont leur point de départ dans l'enfance.

Pour ma part, j'ai constaté que près des deux tiers des malades que j'ai soignés, avaient eu des affections auriculaires dans leur jeunesse.

W. von Reichard, de Riga, est le premier qui a examiné les fonctions auriculaires chez des enfants de 7 à 15 ans.

Il expérimenta sur 1,055 enfants.

Il en a trouvé 22,3 pour cent qui n'entendaient pas normalement.

Le docteur Weil, de Stuttgart, a fait le même travail sur 5905 enfants, et il a trouvé dans certaines écoles plus de 30 pour cent qui n'entendaient pas la parole murmurée à 8 mètres de distance, tandis qu'une oreille normale l'entend entre 20 et 25 mètres.

Samuel Sexton et Morell, otologistes américains, sont arrivés à des résultats analogues.

Bezold, dont j'ai parlé plus haut, a expérimenté sur 1918 enfants.

Voici les résultats qu'il a obtenus :

25.8 pour cent, c'est-à-dire près de 26 pour cent des enfants examinés, au-dessous de 15 ans, ne possédaient qu'un tiers, ou moins d'un tiers, de l'audition normale.

14.5 pour cent, dont 7.8 pour cent d'un seul côté et 6.7 pour cent des deux côtés, n'entendaient la parole murmurée qu'à 8 mètres 40 cent.

11.3 pour cent, dont 6.3 pour cent d'un seul côté et 5 pour cent des deux côtés, n'entendaient la parole murmurée qu'à 4 mètres.

Vous pouvez donc constater, par ce qui précède, combien les affections auriculaires sont fréquentes, puisque dans l'enfance 26 pour cent des enfants ont l'ouïe plus ou moins défectueuse.

C'est donc plus d'un quart de la population des écoles qui est atteinte.

Or, sur 100 enfants malades, Bezold en a trouvé 41.7 qui étaient parfaitement guérissables et 58.3 pour cent dont l'état aurait pu s'améliorer plus ou moins.

Parmi ces derniers, il n'est pas douteux qu'un nombre relativement considérable aurait pu éviter des désordres irréparables, s'ils avaient été soignés plus tôt et s'ils avaient observé les règles de l'hygiène.

III

Un grand nombre de causes peuvent influencer l'état de l'appareil de l'audition.

Je vous parlerai d'abord des *traumatismes*. Vous savez que nous entendons par ce terme technique l'état produit sur notre organisme par les blessures.

Une des blessures les plus fréquentes et qui est faite principalement dans le sexe féminin, le plus souvent par les horlogers, est l'opération qui consiste à percer le lobule de l'oreille, dans le but d'y introduire des ornements. Ces petites piqûres peuvent donner lieu à des accidents assez sérieux. Il faudra tout d'abord veiller à la propreté de l'instrument que l'on emploie, et je doute fort que les bijoutiers ou horlogers soient très attentifs à observer les règles de l'antisepsie. Aussi voit-on survenir de l'eczéma, ou même, ce qui est plus grave, de l'érysipèle qui de là peut gagner la face ou le cuir chevelu.

Lorsque les pendants d'oreille sont lourds et leur crochet tranchant, ils peuvent diviser le lobule en deux parties, ce qui nécessite une petite opération subséquente.

Vous savez que chez les peuplades sauvages, les femmes se déforment le lobule jusqu'à lui donner des dimensions considérables. C'est ainsi que chez les Cafres, les femmes mettent d'un côté leur tabatière, consistant en un morceau de roseau creusé, et de l'autre une petite cuiller d'ivoire servant à prendre le tabac.

Je dois signaler à votre attention un fait qui sans être commun arrive encore quelquefois. Pendant une lutte, plus ou moins acharnée, un des combattants peut mordre l'oreille de son adversaire et détacher une portion plus ou moins considérable du pavillon de l'oreille. S'il n'y a pas de médecin appelé immédiatement, il faudra prendre le fragment détaché, le laver avec de l'eau, et, si faire se peut, de l'eau phéniquée, et le réappliquer aussi exactement que possible en attendant qu'il soit recousu. Des fragments considérables, ainsi réappliqués immédiatement, peuvent reprendre, et je vous citerai le cas de M. Bérenger-Feraud, directeur du service de santé de la Marine, qui a pu ainsi réappliquer avec succès un pavillon d'oreille tout entier.

Les frottements continus exercés sur le pavillon de l'oreille peuvent donner lieu à des phénomènes douloureux et même à la production de petits tubercules excessivement sensibles. C'est ce qui arrive par l'emploi du serre-tête chez les femmes, et cela se voit fréquemment chez les religieuses de certaines congrégations.

Si nous quittons le pavillon de l'oreille, la seconde partie qui doit attirer notre attention est le conduit auditif externe. Quoique de dimensions restreintes, vous seriez certainement surpris si vous saviez tout ce qui peut s'y loger.

A l'état normal, les parois en sont sèches, et dans sa partie la plus profonde on y rencontre un produit spécial, le cérumen, dont le but est d'arrêter les poussières extérieures. Ce cérumen s'élimine normalement sous forme d'écailles sèches, brunâtres.

Beaucoup de personnes se figurent que le cérumen doit être promptement enlevé chaque matin, et bon nombre s'acharnent à en poursuivre les plus petites parcelles jusque dans les parties les plus profondes du conduit. C'est là une déplorable habitude. L'on n'emploie pas seulement en effet le cinquième doigt, nommé auriculaire, et qui serait inoffensif, mais beaucoup se servent de cure-oreilles en os, en ivoire, d'épingles, d'épingles à cheveux, de cure-dents, en un mot, de toutes sortes de corps durs souvent pointus. Il en résulte des écorchures des parois du conduit auditif et, ce qui est plus grave, quelquefois dangereux, une perforation de la membrane tympanique. Les écorchures donnent lieu à des démangeaisons, et c'est ainsi que certaines personnes emploient une partie de leur journée à ringarder, passez-moi l'expression, leur conduit auditif. De là des inflammations toujours très douloureuses et souvent sérieuses.

Les perforations de la membrane du tympan sont plus graves.

Je dois vous signaler les nombreux corps étrangers qui peuvent séjourner dans le conduit auditif et appeler votre attention sur les troubles quelquefois graves, parfois mortels, qu'ils peuvent produire surtout chez les enfants.

Parmi ces corps étrangers, l'un des plus communs est le cérumen, produit par l'accumulation de la sécrétion cérumineuse, qui se moule comme de la cire dans la partie du conduit qui avoisine la membrane, se dessèche peu à peu et arrive à prendre une consistance très dure.

Certaines personnes pensent que cette accumulation se forme quand les soins de propreté manquent. Ceci est complétement faux, et le bouchon de cérumen se rencontre indistinctement chez les personnes propres et chez celles qui prennent peu de soins de leurs oreilles. Les symptômes de cette affection sont extrêmement variables. Chez les uns, il y a un peu de surdité sans douleurs. Chez d'autres, les douleurs d'oreille sont très vives, et il peut survenir alors des phénomènes qui rappellent l'hystérie et même l'épilepsie. Je peux citer un cas qui m'est personnel. C'est celui d'une dame qui pendant six mois avait été traitée par plusieurs médecins pour accidents hystériformes et qui fut guérie en cinq minutes après l'ablation d'un double bouchon cérumineux.

Après ce corps étranger, celui que l'on rencontre fréquemment est un bouchon de coton enfoncé par mégarde et que l'on a oublié.

Bien des personnes mettent du coton dans l'oreille et pelotonnent un peu de coton jusqu'à ce qu'il forme une petite balle. C'est un mauvais procédé. Quand on met du coton dans le conduit auditif, il faut se rappeler que le but que l'on se propose est d'empêcher le contact de l'air froid, mais, pour ce faire, il suffit d'une légère couche de coton peu épaisse et seulement placée à l'entrée du conduit. Au lieu d'être roulé en balle, il faut qu'il soit au contraire étiré et largement étalé.

Bien d'autres corps étrangers peuvent se rencontrer dans l'oreille; je citerai : les têtes d'épingle, les graines de céréales, des vers, et même des vers intestinaux (ascarides), des cailloux, des grains de plomb, des noyaux de cerise, des haricots, etc., etc. Il est rare qu'ils déterminent par leur simple présence la mort. Cependant il faut se rappeler le cas d'un jeune conscrit, mort d'une méningite dans le service de M. le baron Hippolyte Larrey, après avoir poussé un caillou au fond de l'oreille pour échapper au service militaire.

Après ces premières causes d'affections auriculaires, vient l'influence de l'air extérieur. Le froid peut sous forme de courant d'air produire l'inflammation de la membrane du tympan ; l'air de la mer a une influence des plus fâcheuses sur les affections de l'oreille. D'après mon expérience, cette assertion soutenue au Congrès international d'otologie à Bruxelles en septembre 1888, par Moure (de Bordeaux), est exacte, si l'on envisage l'effet de l'air de la mer sur une affection auriculaire déjà développée. Ainsi chez les scrofuleux atteints de maladies de l'oreille, au début de leur séjour au bord de la mer il y a une aggravation en général; toutefois je partage l'avis de M. Suarez de Mendoza et je ne considère pas cette complication comme contre-indiquant l'envoi des scrofuleux dans les stations maritimes; je pense cependant qu'il y a, dans ce cas, certaines précautions hygiéniques à prendre. Quant à l'air de la mer considéré comme cause d'otite chez des individus sains, je crois qu'il ne faut pas plus l'incriminer que l'air de tout autre endroit.

L'air comprimé est une cause de rupture de la membrane tympanique. Un simple soufflet, bien appliqué, peut rompre la membrane du tympan.

La décompression brusque en est également une cause chez les ouvriers qui travaillent sous l'eau, par exemple, comme aussi dans les ascensions en ballon.

On a cité encore le vomissement, un éternûment, une quinte de toux violente.

Enfin je mentionne seulement les détonations des armes à feu, dont l'effet est bien connu.

Une autre cause d'affections auriculaires encore peu étudiée est l'influence des bruits intenses et continus; il serait à désirer qu'une étude fût entreprise dans ce sens, dans les endroits où des bruits stridents et presque continus existent, comme dans les gares.

Déjà on a remarqué la grande quantité des cas de surdité chez les employés de chemins de fer.

M. Lichtenberg (de Budapesth) a examiné l'ouïe de 250 employés de chemins de fer et il a trouvé que 92, donc 36,8 p. %, souffraient de maladies d'oreilles. Cette observation fréquente d'affections de l'ouïe et l'importance des signaux acoustiques dans le service des chemins de fer, justifient la supposition qu'un grand nombre d'accidents est due, non à la négligence, mais à l'ouïe défectueuse des employés.

Au Congrès américain de Washington, en 1888, M. J. Blake a démontré que l'effort fait pour l'audition, et l'action des vibrations métalliques du téléphone sur le tympan tendu par cet effort, fatiguent particulièrement l'organe de l'ouïe.

Le Dr Déli, d'Ypres, a signalé un cas de logoplégie et de surdité à la suite d'un coup de bâton sur la région occipitale.

Bien des affections peuvent retentir sur l'organe de l'ouïe ; je ne peux faire ici que les mentionner.

Je citerai tout spécialement les affections du nez, des dents, la syphilis, l'hystérie, la rougeole, la variole, la scarlatine, la diphtérie, la coqueluche, les oreillons, le diabète, la ménopause, les accouchements, la tuberculose, l'albuminurie, etc... Je ne fais qu'énumérer les principales, pour appeler votre attention sur les altérations de l'ouïe à la suite de ces maladies.

IV

Une étude hygiénique de l'ouïe devrait non pas seulement

mentionner, mais approfondir l'influence des professions sur l'organe auditif.

Malheureusement tout est à peu près à faire dans cette voie. Je vous ai dit, tout à l'heure, que les maladies d'oreille étaient fréquentes chez les employés de chemin de fer ; mais cette observation ne porte que sur l'examen de 250 employés. Il serait à désirer que semblable étude fût faite sur une plus large échelle, et que, parmi les causes, on séparât celles qui sont plus spéciales à cette profession.

J'ai remarqué chez les boulangers, les meuniers, et en général chez les individus qui vivent au milieu de la poussière, des altérations du conduit auditif coïncidant souvent avec des affections nasales.

Les lésions de l'oreille sont encore fréquentes chez les baigneurs, et à ce sujet je ne saurais trop recommander d'éviter, en prenant un bain, de remplir l'oreille d'eau, comme cela arrive en plongeant.

Je ne m'appesantirai pas davantage sur ce sujet, qui a besoin d'être l'objet d'études plus complètes que celles qui ont paru jusqu'à ce jour.

V

J'ai déjà dépassé, Messieurs, le cadre que je m'étais tracé, et je n'ai fait cependant que vous présenter un aperçu bien incomplet des questions les plus importantes que l'hygiéniste doit étudier par rapport à l'organe de l'ouïe.

Vous avez pu voir qu'elles sont nombreuses et peu connues. Leur étude est encore imparfaite. Vous pourrez cependant tirer de ce qui précède des règles d'hygiène qui vous seront fort utiles. Permettez-moi en terminant de vous donner quelques conseils que vous devrez regarder comme des axiomes.

Ne négligez jamais les précautions que je vous ai indiquées, et surtout ne négligez jamais de faire traiter le plus tôt pos-

sible toute affection de l'oreille, même non douloureuse.
Bon nombre, en effet, de cas de surdité n'occasionnent
aucune douleur, c'est un calme trompeur qui cache un
danger, celui de rendre, en temporisant, l'affection complè-
tement incurable.

Mais il est une classe de malades qui doit avoir toute
votre sollicitude : ce sont les enfants. Je vous ai dit que près
des trois quarts des affections de l'oreille que l'on rencontre
chez l'adulte ont leur origine dans l'enfance. Ne vous bercez
point d'illusions à cet égard, et n'écoutez pas ceux qui vous
disent : « Cela se passera quand l'enfant se formera. » C'est
là une grossière erreur, dont on rencontre malheureusement
trop souvent les funestes effets.

Parmi ces affections des enfants, j'appellerai votre attention sur la suppuration de l'oreille ; c'est là une maladie
fréquente et trop négligée ; elle est répugnante d'abord, mais
dangereuse surtout, parce quelle débilite, comme toutes les
suppurations, l'organisme, et qu'elle peut amener la mort.
Bien des cas de méningite ont leur origine dans les suppurations de l'oreille. Le docteur Ariza, dans une conférence,
faite à l'Institut de thérapeutique opératoire de Madrid,
en 1886, posait comme règle générale que : « Tout adulte qui
conserve une otite suppurée depuis son enfance, succombe à
cette maladie au bout de trente ou quarante ans. »

Cette assertion est malheureusement prouvée par les faits,
et les cas de mort dus à des lésions négligées ne sont pas
rares.

Un autre côté de cette même question, absolument négligée
aujourd'hui, doit attirer l'attention de tous les hygiénistes.

Bezold et Weil ont démontré que, dans les écoles de
Stuttgart, il y avait 1, 9 p. % de cas d'otorrhées chez les
garçons et 2, 3 p. % chez les filles. Outre la fétidité de
l'écoulement, qui parfois est très abondant, le Dr Nathan,
assistant de Bezold, a démontré dans plusieurs cas, dans le
pus de l'otorrhée, la présence des bacilles de Koch qui carac-

térisent la tuberculose. Voilà donc un foyer d'infection qui,
dans les conditions de l'école, peut agir par véritable inocu-
lation sur les petits compagnons de l'enfant malade. Aussi
Bezold écrit-il :

« Je considère comme une des indications de l'hygiène
scolaire, d'exclure de l'école toute personne atteinte d'otorrhée jusqu'à ce qu'un traitement antiseptique rationnel l'ait
amélioréc autant que possible et ait enlevé toute fétidité. »

Eh bien, Messieurs, parcourez les écoles et voyez ce qui
s'y passe.

Comme nous sommes loin encore aujourd'hui de songer
même à ce point d'hygiène qui est passé partout entiè-
rement sous silence.

Une dernière influence de la surdité dans l'enfance s'exerce
sur le développement mental. F. Bezold est le premier qui
s'est occupé de cette question, et d'après ses recherches, il
existe un rapport direct entre le développement mental
de l'enfant et le degré de l'altération de l'ouïe.

J'ai pensé, Messieurs, en vous soumettant ce nouveau
chapitre d'hygiène, avoir pu vous intéresser ; mon but sera
rempli si, rompant avec la routine et l'indifférence jusqu'ici
professées pour tout ce qui regarde les affections de l'oreille,
j'ai pu éveiller votre attention sur ce qui se passe à l'étranger
et sur les progrès déjà accomplis dans cette branche de la
chirurgie. Je suis de ceux qui pensent que les travaux fran-
çais doivent occuper un rang honorable dans le monde scien-
tifique, parfois même prépondérant ; mais je pense aussi que
justice doit être rendue à tous, et mon seul regret est de voir
les chirurgiens étrangers entreprendre, presque seuls, ces
travaux importants. A part les quelques otologistes éminents
de Paris, peu de chirurgiens se sont livrés à cette étude, en
province. La voie est cependant toute tracée, le sillon est
creusé, et une riche récolte de découvertes utiles se prépare,
espérons-le, pour l'avenir.

Le Mans. — Typ. Ed. Monnoyer.